BEI GRIN MACHT SICH IHR WISSEN BEZAHLT

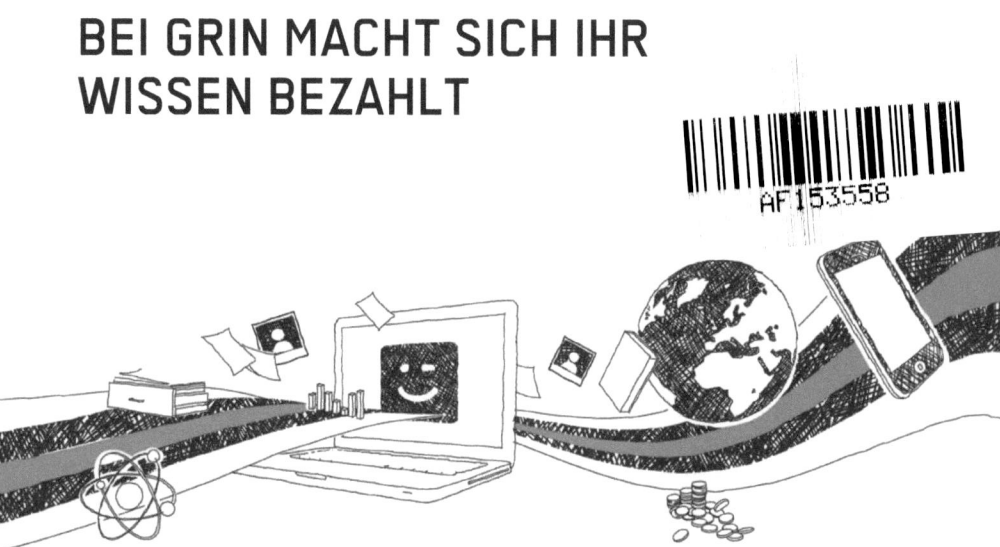

- Wir veröffentlichen Ihre Hausarbeit, Bachelor- und Masterarbeit

- Ihr eigenes eBook und Buch - weltweit in allen wichtigen Shops

- Verdienen Sie an jedem Verkauf

Jetzt bei www.GRIN.com hochladen und kostenlos publizieren

GRIN ☺

Gesundheitsprävention und -förderung. Selbstwirksamkeit, Emotionen und Motivation

Jacqueline Sander

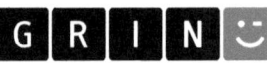

Bibliografische Information der Deutschen Nationalbibliothek:

Die Deutsche Nationalbibliothek verzeichnet diese Publikation in der Deutschen Nationalbibliografie; detaillierte bibliografische Daten sind im Internet über http://dnb.d-nb.de abrufbar.

ISBN: 9783346646682
Dieses Buch ist auch als E-Book erhältlich.

© GRIN Publishing GmbH
Nymphenburger Straße 86
80636 München

Druck und Bindung: Books on Demand GmbH, Norderstedt Germany
Gedruckt auf säurefreiem Papier aus verantwortungsvollen Quellen

Das vorliegende Werk wurde sorgfältig erarbeitet. Dennoch übernehmen Autoren und Verlag für die Richtigkeit von Angaben, Hinweisen, Links und Ratschlägen sowie eventuelle Druckfehler keine Haftung.

Das Buch bei GRIN: https://www.grin.com/document/1196289

EINSENDEAUFGABE

Allgemeine Psychologie II

Alternative A

abgegeben am: 28.03.2022

SRH Fernhochschule

Modul: Allgemeine Psychologie II (BAPSY2)
Studiengang: Prävention und
Gesundheitspsychologie

Von

Jacqueline Sander

Studiengang: Prävention und Gesundheitspsychologie

Inhaltsverzeichnis

In der folgenden Arbeit wird aus Gründen der besseren Lesbarkeit ausschließlich Das generische Maskulinum verwendet.

Aufgabe 1

1.1 Selbstwirksamkeit als Modell

Egger (2015, S. 283) definiert Selbstwirksamkeit folgendermaßen: "Die Selbstwirksamkeitserwartung (self-efficacy-belief, perceived self-efficacy) bezeichnet die Überzeugung, durch eigene Fähigkeiten solche Handlungen ausführen zu können, die zu den gewünschten Zielen führen."

1.1.1 Selbstwirksamkeit nach Bandura

Das Modell der Selbstwirksamkeit beruht auf der sozial- kognitiven Theorie von Bandura (1997, 2001). Dieses Konzept besagt, dass persönliche Überzeugungen, wie Ergebnis- und Selbstwirksamkeitsüberzeugungen, das Denken, die Motivation, die Gefühle und das Verhalten beeinflussen. Selbstwirksamkeit ist also die Überzeugung einer Person, auf Grund der eigenen Kompetenzen, etwas Neues zu erlernen oder eine bestimmte Aufgabe ausführen zu können. "Diese Einschätzung eigener erfolgsversprechender Handlungsmöglichleiten ist die zentrale Komponente von Selbstwirksamkeit." (Jerusalem 2018, S. 128).

Bandura (1997) unterscheidet drei (Informations-) Quellen der Selbstwirksamkeit (-serwartung).

- Direkte Erfolgserfahrung: d.h. persönliche Erfolge, welche direkt auf die eigenen Anstrengungen und Kompetenzen zurückzuführen sind. Dabei sollte sich die Person zur Bewältigung der Aufgabe/ des Zieles angestrengt haben müssen.
- Indirekte/ stellvertretende Erfahrungen (Modelllernen): Hier werden erfolgreiche Verhaltensmodelle beobachtet. Menschen mit ähnlichem Kontext wie die Person (Alter, Vorwissen, Erfahrungen, Handycaps, etc.), bewältigen durch eigene Anstrengung eine schwierige Aufgabe. D.h. sie lernen am Modell oder machen stellvertretend die Erfahrung, erfolgreich sein zu können.
- Symbolische Erfahrung (soziale Überzeugung): An dieser Stelle geht es vorranging um Bestärkung und Ermutigung von außen. Durch Ermutigungen und

durch das Vertrauen in ihre Kompetenzen wird die Person unterstützt, ("Ich bin überzeugt, dass du dieses Referat hervorragend halten wirst!").

1.1.2 Grundsätzliches zur Selbstwirksamkeit

Selbstwirksamkeit ist die Überzeugung, aus eigener Kraft schwierige Anforderungen bewältigen zu können, d. h. an sich zu glauben, "Ich werde den Halbmarathon erfolgreich laufen!". Motivation, Verhalten, Bewältigungsergebnisse, Wohlbefinden und Selbstregulation werden durch die Selbstwirksamkeit unterstützt. "Ich habe diesen Halbmarathon erfolgreich bewältigt! Das kann ich auch beim nächsten Mal schaffen."

Selbstwirksamkeit kann in den Dimensionen *Spezifität* und *Generalität* sowie *Individualität* und *Kollektivität* unterschieden werden. Allgemeine Selbstwirksamkeit (Generalität) gibt dem Individuum die Sicherheit, ein auftretendes Problem lösen zu können. Diese Art der Selbstwirksamkeit führt bei der Person zu einer optimistischen Einschätzung der allgemeinen Lebensbewältigungskompetenz. ("Ich schaffe es auftretende Probleme zu bewältigen."). Situationsspezifische Selbstwirksamkeit bezieht sich auf konkrete Handlungen oder Hindernisse ("Ich werde es schaffen den Halbmarathon zu laufen!").

Ein kollektives Selbstwirksamkeitsempfinden kann in Gruppen entstehen, welche eng zusammenarbeiten. In Teams (oder Familien), welche schwierige Aufgaben lösen müssen, indem sich die Mitglieder beispielsweise Rückhalt geben. Die wahrgenommene Kombination und Zusammenstellung verschiedener Stärken (Individualität) führen zur Zuversicht, auch herausfordernde Probleme lösen zu können. Individualität bezeichnet das Vertrauen in die eigenen Stärken und Kompetenzen. Gruppenselbstwirksamkeit zeigt sich im Glauben der Einzelnen in Teamressourcen, das Wirkungspotentials des Teams und die damit einhergehende hohe Bereitschaft zu Anstrengung und Ausdauer.

Wie bereits angeführt, sind persönliche Erfolgserfahrungen, Verhaltensmodelle von "Vorbildern" und Ermutigung aus dem sozialen Kontext wichtig zur Stärkung und dem Aufbau der Selbstwirksamkeit. Unterstützend zur Ermutigung kann und sollte mit zeitnahem Feedback gearbeitet werden. Erfüllt ein Mitarbeiter eine schwierige Aufgabe, welche ein Vorgesetzter ihm gestellt hat, sollte diese auch mit Lob untermauert werden ("Ich bin sicher, dass Sie die Schulung der Teams bezüglich der Arbeitssicherheit gut vorbereiten und umsetzen werden." -> "Das war wirklich hervorragende Arbeit! Die Präsentation war gut strukturiert.").

Förderlich zur Stärkung der Selbstwirksamkeit ist das Setzen von Nahzielen. Diese sollten herausfordern aber nicht überfordernd sein. Das Ziel Halbmarathon lässt sich somit mit kleinen Zielen besser erreichen "Ich laufe zuerst 5 km, in zwei Wochen 7 km, in vier Wochen 10 km, etc.!" (vgl. Jerusalem 2018, S. 136).

Dies alles sind Maßnahmen, welche Anwendung in der Gesundheitsprävention finden.

1.2 Selbstwirksamkeit in der Gesundheitsprävention

In der Gesundheitsprävention gehört die Selbstwirksamkeit zu den bedeutendsten Faktoren bezüglich des Gesundheitsverhaltens einer Person. Die Selbstwirksamkeit zählt zu den kognitiv kontrollierten Persönlichkeitsmerkmalen, welche Einfluss auf präventives Gesundheitsverhalten und Meidung von Risikoverhalten nimmt. (Kohlmann 2003, S. 39) Eine wichtige Rolle kommt der Selbstwirksamkeit auch bei der Bewältigung von Krankheiten zu.

1.2.1 Ansatzpunkte der Selbstwirksamkeit

Bezüglich des Gesundheitsverhaltens und auch bei der Bewältigung von Krankheiten können verschiedene Ansatzpunkte der Selbstwirksamkeit genutzt werden. Grundsätzlich kann davon ausgegangen werden, dass die Selbstwirksamkeit enge Verbindungen zu Antonovskys (1979, 1987) Modell der Salutogenese aufweist. Die Salutogenese beschäftigt sich mit der Frage: "Wie entsteht Gesundheit?"

Jerusalem (2018, S. 135) beschreibt verschiedene Ansatzpunkte der Selbstwirksamkeit. Der Autor unterscheidet *motivationale Selbstwirksamkeit*, welche sich auf das Aufnehmen eines bestimmten (gesundheitsförderlichen) Verhaltens bezieht, *Bewältigungsselbstwirksamkeit*, welche "zuständig" ist für das Durchhaltevermögen einer Person und der *Wiederaufnahmeselbstwirksamkeit*, welche "als Ressource für langfristige Verhaltensänderungen" notwendig ist.

Beispiele für *motivationale Selbstwirksamkeit* sind "Ich höre mit dem Rauchen auf!" oder "Ich werde mehr Sport in meinen Alltag integrieren". Die *Bewältigungsselbstwirksamkeit* kann bei der Umsetzung der Vorsätze beobachtet werden "Ich gehe joggen, obwohl das Wetter schlecht ist" oder "Ich nehme meine Medikamente trotz der Nebenwirkungen, da ich gesund werden will". Von *Wiederaufnahmeselbstwirksamkeit* wird nach einem Rückfall in alte Verhaltensmuster gesprochen, welche rückgängig gemacht werden sollen. Das bedeutet, die Person hat trotz gegenteiligem Vorsatz geraucht oder ihre Medikamente abgesetzt. Die Wiederaufnahmeselbstwirksamkeit ist verantwortlich für die (schnelle) Rückkehr zum beabsichtigten (positiven) Verhalten (Raucherentwöhnung, Medikamenteneinnahme).

1.2.2 Gesundheitsbezogene Kognition

Zu den verschiedenen Quellen der Selbstwirksamkeit nach Bandura gehört u.a. die symbolische Erfahrung (soziale Überzeugung). Dies ist ein Punkt, an welchem die gesundheitsbezogene Kognition einer Person "umprogrammiert" bzw. verändert werden kann.

Bestimmte Persönlichkeitsmerkmale, wie beispielsweise Optimismus, werden als relativ stabil angesehen. Grundsätzlich kann ein Verhalten oder Denken beeinflusst und verändert werden. Diese Veränderungen geschehen auf "natürliche" Art und Weise oder werden bewusst induziert (Weber 1994, S. 195).

"Natürliche" Veränderungen unterscheidet Weber (1994, S. 196) in intrapsychische (innerhalb der Psyche ablaufend, ohne Interaktion mit anderen) und sozialpsychologische Prozesse. Zu den intrapsychischen Prozessen zählen u.a. Abwehr und Stimmung. Abwehr gilt als wesentlicher Faktor bei der Wahrnehmung und dem Umgang mit der Gesundheitsgefärdung ("Ich muss jeden zweiten Tag 5 km joggen, sonst bekomme ich Herz- Kreislauf- Erkrankungen").

Stimmungen beeinflussen grundsätzlich die Sichtweise von Individuen. Ist eine Person in guter Stimmung, schätzt sie auch ihre Gesamtsituation positiver ein. In schlechter Stimmung wird die Person auch ihr Gesundheitsverhalten negativer einschätzen. Weber stellt dazu fest " (...), sie schätzen ihre Selbstwirksamkeit im Hinblick auf gesundheitsprotektives Verhalten niedriger ein, (...)" (ebd., S. 197). Daraus ergibt sich der Gedanke, die Stimmung einer Person zu verbessern, damit auch ihr gesundheitsförderliches Verhalten verbessert wird.

Sozialpsychologische Prozesse entstehen bei Vergleichen mit Personen, welche uns ähnlich sind. Das können Personen sein, welche beispielsweise denselben Fitnessgrad haben wie die betreffende Person oder von derselben Krankheit betroffen sind ("Wenn Herr Meier es schafft, einen Halbmarathon zu laufen, kann ich das auch schaffen!" oder"Frau Müller ist nach einem Herzinfarkt wieder gesundet. Dann kann ich das auch!"). Hier finden sich Bezüge zum "Modelllernen" im Aufbau der Selbstwirksamkeit. Des Weiteren gehört zu den sozialpsychologischen Prozessen die Laienkonsultation. D.h. ich frage in meinem Umfeld um Rat oder gebe selber Hinweise, welches Verhalten beispielsweise bei einer neu diagnostizierten Herz- Kreislauf- Erkrankung förderlich sein kann.

Induzierte Veränderungen betreffen entweder einzelne Individuen oder Gruppen. Diese induzierten Veränderungen können Face- to- Face oder medial (über Massenmedien) herbeigeführt werden. Über kognitive Interventionen sollen u.a. kritische Situationen entschärft oder Vertrauen in die eigene Handlungsfähigkeit aufgebaut werden (z.B. im Umgang mit Stress). Dazu gehört auch die Selbstwirksamkeit. In Face- to- Face Situationen kann der "Sender" seine Interventionen direkt kontrollieren. Dies fehlt bei der medialen kognitiven Intervention. An dieser Stelle kann allerdings gute präventive Aufklärungsarbeit, welche eine breite Masse erreichen soll, geleistet werden, wie "Rauchen bedingt koronare Herzerkrankungen!".

1.3 Psychologische Faktoren und präventive Maßnahmen

In der Gesundheitsprävention wird von verschiedenen psychologischen Faktoren ausgegangen, welche im Zusammenhang mit präventiven Maßnahmen Beachtung finden sollten. Dazu gehören u.a. Ziele, Optimismus, Kohärenz oder das Selbstwertgefühl einer Person (Weber 2005 zitiert nach Schneider 2006, S. 422). Diese Konstrukte korrelieren in Studien positiv miteinander.

1.3.1 Ziele

Renner und Weber stellen fest, dass: " (...) gesundheitsbezogene Ziele in erster Linie generiert (werden), wenn Gesundheit ein hoher persönlicher Wert ist" (Renner & Weber 2003, S. 18). Zum Setzen von Zielen ist es für Individuen wichtig, ihre persönlichen Werte zu kennen. Diese variieren und sind zentrale Bestandteile des jeweiligen Selbstkonzeptes. Die Autoren gehen davon aus, dass Ziele nur dann effektiv generiert und gesetzt werden können, wenn sie der Person wichtig sind oder einen persönlichen Wert haben. Des Weiteren spielt die Erwartung bei der Zielerreichung eine gewichtige Rolle. Erwartungshaltungen gegenüber der Zielsetzung können günstig und optimistisch oder ungünstig und pessimistisch gesehen werden.

Einer der entscheidenden Faktoren in der Umsetzung der Ziele ist, diese spezifisch und handlungsorientiert zu formulieren. Spezifisch und handlungsorientiert formuliert ist: "Ich gehe ab sofort jeden zweiten Tag 5 km joggen" anstatt unspezifisch "Ich möchte mehr Sport treiben". Ist die Person in ihrer momentanen Verfassung sehr unsportlich oder übergewichtig, ist es wichtig, die Ziele an die jeweiligen Erwartungen anzupassen. "Ich gehe ab sofort jeden zweiten Tag 3 km joggen" oder "Ich gehe jeden Tag eine halbe Stunde zügig spazieren". Das heißt für die Person, um ideal Ziele zu generieren, muss eine Diskrepanz zwischen aktuellem Zustand und Zielzustand bestehen. Es muss weiterhin die optimistische Erwartung bestehen, diese Ziele erreichen zu können, d.h. kleine, erreichbare, klar definierte Ziele formulieren. Nach dem Erreichen eines "Etappenzieles" kann dann ein neues generiert werden (vgl. Dazu Rejeski und Kenney 1988).

1.3.2 Optimismus

Faltermaier (2005, S. 158) beschreibt den Optimismus als eine "zuversichtlich-hoffnungsvolle Lebenseinstellung". Optimismus kann als ein protektives (schützendes/förderndes) Merkmal einer Person gesehen werden. Der funktionale Optimismus unterstützt ein positives Gesundheitsverhalten. Es spielt dabei keine Rolle, worauf sich der Optimismus einer Person aufbaut. Dies kann über den religiösen Glauben, das Wissen um die eigenen Selbstwirksamkeit, Hilfe durch andere oder Anderes geschehen. Optimisten halten Dinge für machbar und erreichbar. Sie schreiten motiviert zur Tat und setzten ihre Bemühungen auch fort, wenn es schwierig wird (Weber 1994, S.191).

Durch einen gesunden Optimismus können präventive Maßnahmen unterstützt werden ("Ich kann das schaffen. Ich werde das schaffen."). Personen mit einer positiv optimistischen Grundhaltung zeigen eher ein problemorientiertes Bewältigungsverhalten und berichten von weniger Erkrankungen (vgl. Dazu Scheier und Carver, 1992).

1.3.3 Kohärenz

Die Kohärenz ist ein Konstrukt welches Antonovsky als: " (...) die Grundlage für eine adaptive Bewältigung von Belastung" ansieht (Schneider 2006, S.424).

Es kann von einem hohen Kohärenzgefühl ausgegangen werden, wenn die Anforderungen verstehbar sind ("Ich muss nur meine Trainingskleidung anziehen und loslaufen"), eine Sinnhaftigkeit oder Bedeutsamkeit für die Person aufweisen ("Wenn ich mehr Sport treibe, bleibe ich beweglich, fit und gesund") und die Anforderungen bewältigbar erscheinen ("Ich kann es schaffen, jeden zweiten Tag 5 km zu joggen"). Das Kohärenzgefühl kann biografisch "gewachsen" sein oder auch genetisch "angelegt".

Grundsätzlich ist auch ein positives, unterstützendes Umfeld präventiven Maßnahmen zuträglich. Hat eine Person, welche gesünder kochen oder sich mehr bewegen möchte Unterstützung in der Familie oder im Freundeskreis, lassen sich persönlich gesteckte Ziele besser umsetzen. Hier spielen soziale Kompetenzen sowie sozial- interpersonale Ressourcen eine tragende Rolle.

Aufgabe 2

2.1 Emotionen und deren Effekte auf Verhalten

Emotionen/ Gefühle sind Anpassungsreaktionen unseres Körpers. Sie sind dazu da unsere Überlebenschancen zu erhöhen und zu verbessern (vgl. Myers, 2014, S. 469).

In Myers Psychologie findet sich als Definition von Emotion: "Reaktion des gesamten Organismus, die 1. physiologische Erregung, 2. Ausdrucksverhalten und 3. bewusste Erfahrung beinhaltet" (ebd., S 496).

Bei Rothermund & Eder (2011) findet sich als Definition: "Emotionen sind objektgerichtete, unwillkürlich ausgelöste affektive Reaktionen, die mit zeitlich befristeter Veränderung des Erlebens und Verhaltens einhergehen" (Rothermund & Eder, 2011, S. 166).

2.1.1 Überblick

Vorgenannte Autoren haben ein Modell zur besseren Beschreibung von Emotionen entwickelt. Es wird davon ausgegangen, dass Emotionen "charakteristische Veränderungen des Erlebens und Verhaltens" hervorrufen. Die Autoren stellen heraus, dass Emotionen immer als ein "multidimensionales Konstrukt, mit Reaktionen auf multiplen Ebenen" darstellbar sind.

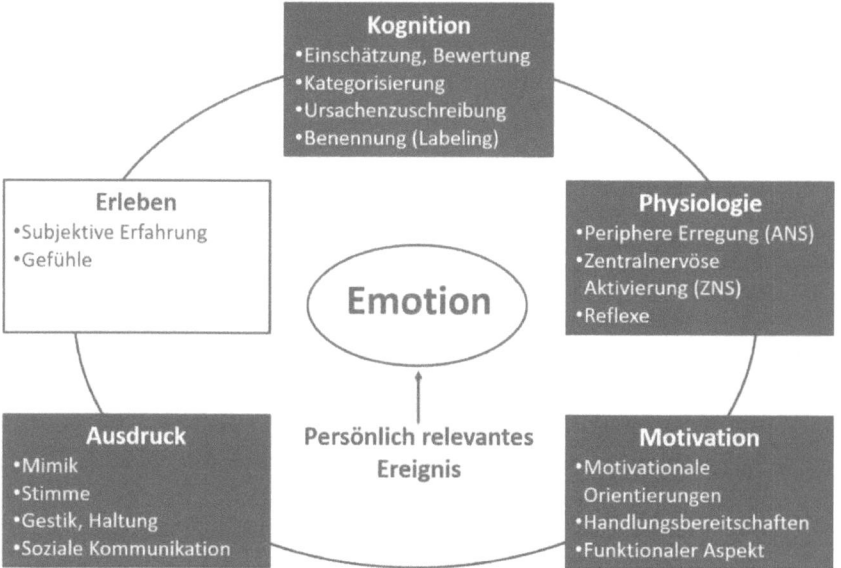

Abb.1: Das Komponentenmodell der Emotionen nach Rothermund und Eder (2011)

Das *Erleben* von Emotionen ist immer subjektiv. Auf Grund dessen ist es für Wissenschaftler schwierig, diese valide zu erfassen und zu messen. Mit der *kognitiven Komponente* fließen Bewertungen und Werturteile des Einzelnen über das Erleben von Emotionen in das Modell ein. D.h. je nach Einschätzung der Person, kann ein Ereignis negative oder positive Emotionen hervorrufen. Mit der *Physiologie* werden auch Veränderungen der Aktivität des autonomen Nervensystems in das Modell einbezogen. So erhöht sich bei Angst etwa die Herzschlagfrequenz und die Atemfrequenz steigt. Nach aktuellem Stand der Forschung können allerdings nur positive und negative Emotionen zuverlässig über vegetative Reaktionen unterschieden werden (ebd. S. 171). Ein weiteres wichtiges Element bei der Untersuchung von Emotionen ist die *Ausdruckskomponente*. Über die Mimik, Haltung und Stimme äußern sich die Emotionen, welche eine Person empfindet. Emotionale Gesichtsausdrücke werden universell erkannt und sind mit hoher Wahrscheinlichkeit angeboren. Wird die *Motivation* betrachtet, stellt sich heraus, dass Emotionen immer mit spezifischen Handlungsbereitschaften einher gehen. Diese haben sich in der Regel bei der Bewältigung einer bestimmen Herausforderung bewährt und lassen sich evolutionsgeschichtlich erklären. Beispielsweise "motivierte Furcht als Reaktion auf eine Bedrohung" (Säbelzahntiger). Emotionen können demnach als Verhaltensstrategien im Umgang mit wiederkehrenden Herausforderungen der sozialen und materiellen Umwelt angesehen werden. Dies findet sich in ähnlicher Form auch bei Ulich (2003, S.46). Diese Ansätze sind zurückzuführen auf Mesquita und Frijda (1992, S.180).

2.1.2 Einfluss von Emotionen auf Aufmerksamkeit, Gedächtnis und Weiteres

Aufmerksamkeit

Brandstätter et al (2013) weisen auf verschiedene Grundlagen der Fragestellung in der Emotionsforschung hin, welche Beachtung finden sollten. Wie verhalten sich Aufmerksamkeit und Emotionen zueinander? Die Autoren weisen darauf hin, dass schon zu Beginn einer Informationsverarbeitung Emotionen die Person beeinflussen. Welche Informationen erhalten einen Vorteil bei der Informationsaufnahme? Es wurde festgestellt, dass Personen auf negative Reize langsamer reagieren als auf positive oder neutrale. Hier kann von einer Reaktionszeitverlängerung auf Grund einer Wahrnehmungsabwehr gesprochen werden. D.h. bei negativen Reizen:" (…) kommt es zu einer Reaktionszeitverlängerung, weil die Aufmerksamkeit davon abgewendet wird" (Brandstätter et al 2013, S. 138).

Gedächtnis

Es steht fest, dass Emotionen großen Einfluss auf die Erinnerung von Ereignissen haben. Emotional aufgeladene Ereignisse können besser erinnert werden. Das bedeutet, dass Erlebnisse, welche mit starken positiven oder negativen Emotionen verknüpft sind, besser erinnert werden können. Das kann die eigene Hochzeit oder die Beerdigung eines wichtigen Menschen sein. Die Zeitspanne zwischen Ereignis und Abruf spielt bei der Wirkung von Emotionen auf das Abrufen und Erinnern zusätzlich eine wichtige Rolle, ebenso die "Außergewöhnlichkeit" des Erlebnisses. Je außergewöhnlicher das Ereignis ist, desto besser kann es erinnert werden.

Wichtig bezüglich des Gedächtnisses und Emotionen ist auch zu erwähnen das Phänomen der Stimmungskongruenz. Es wurde festgestellt: " (…), dass man sich besser an Situationen und Inhalte erinnert, die hinsichtlich ihrer Valenz den eigenen momentan vorherrschenden Emotionen entsprechen, als solche, die dem nicht entsprechen" (ebd., S. 139, Rothermund & Eder 2011, S. 178). An dieser Stelle lassen sich Parallelen zum Kontextlernen finden, d.h. Lerninhalte lassen sich besser erinnern, wenn der Wiedergabekontext derselbe oder ein ähnlicher ist (vgl. dazu Gooden & Baddeleys Untersuchung mit Tauchern, 1975). In der Emotionspsychologie wird auch von zustandsabhängigem Lernen gesprochen, Gedächtnisinhalte können besser abgerufen werden, wenn sich die Person im gleichen emotionalen Zustand befindet wie beim Lernen dieser Inhalte. Dies wird mit der Netzwerktheorie nach Bower (1981) erklärt. Dieser Theorie zufolge sind Gedächtnis- und Wissensinhalte netzwerkartig mit

Emotionen verknüpft. Kommt es zu einer Aktivierung einer Emotion, werden die damit zusammenhängenden Inhalte automatisch aktiviert und sind (leichter) abrufbar.

Sozial- kommunikative Effekte

"Emotionen und ihr Ausdruck im Verhalten regulieren zwischenmenschliche Beziehungen, indem sie emotionale Befindlichkeiten kommunizieren und selektive Reaktionen in anderen Personen hervorrufen" (Rothermund & Eder 2011, S. 180, nach Keltner & Haidt, 1999).

Demzufolge kann gesagt werden, dass Emotionen soziale Signale sind, welche Befindlichkeiten, Verhaltensabsichten oder Verhaltensaufforderungen kommunizieren.

Gut untersucht wurde die emotionale Ausdrucksweise von Lächeln (vgl. Dazu Fridlund & Russell, 2006; LaFrance, Hecht & Paluck ,2003; Keltner, 1995). Lächeln wird:" (…) gezielt für die Regulation von zwischenmenschlichen Beziehungen eingesetzt" (Rothermund & Eder 2011, S. 180).

Entscheidungen

Es wird davon ausgegangen, dass neu eingehende Informationen, ohne Beteiligung des Bewusstseins, grob bewertet werden (neu, bekannt, gefährlich, etc.) Nach dieser schnellen, groben Bewertung der Information kommt es zu einer ausführlichen Bewertung. In diese elaborierte Bewertung werden Wissen, Handlungsmöglichkeiten, vergangene Erfahrungen und weiteres mit einbezogen. Erst in diesem (zweiten) Bewertungsprozess werden Emotionen beeinflusst.

Nicht nur elaborierte Bewertungen können Emotionen beeinflussen, sondern auch Emotionen können Einfluss auf Bewertungen haben. Ist eine Person in positiver Stimmung, so fällt die Beurteilung der eigenen oder einer anderen Person oder der Umgebung in der Regel positiver aus. Positive Erlebnisse erscheinen wahrscheinlicher. Ist die Person in negativer Stimmung, fallen auch die Urteile in der Regel negativer aus.

Des Weiteren ist es möglich, dass Emotionen als Informationen genutzt werden. Emotionen können allerdings auch als Bewertungsergebnis aufgefasst werden und nicht nur als Ergebnis einer Bewertung. Hierbei muss die Emotion gar nichts mit dem zu bewertenden Ereignis/ Gegenstand zu tun haben (Fehlattribution). Demzufolge werden durch Emotionen Urteile beeinflusst.

Isen (2000) fand heraus, dass positiv gestimmte Menschen bei einer Entscheidungsfindung, bei der es mehrere Alternativen gibt, weniger Informationen sammeln als andere. Die Zeit, welche die positiv gestimmte Person zur Entscheidungsfindung benötigt, ist kürzer als bei einer nicht positiv gestimmten Person.

Dies sind Effekte von Emotionen, welche gut im Marketing genutzt werden können. Dazu mehr im folgenden Kapitel.

Es ist festzustellen, dass Emotionen inter- und intrapersonale Funktionen haben. Der Mensch wird durch seine Emotionen über ein persönliches relevantes Ereignis informiert. Emotionen motivieren Verhalten zu diesem Ereignis und regulieren damit soziale Interaktion. Sie sind funktional (ohne immer hilfreich zu sein, wie "Angst vor dem Zahnarzt") (Rothermund & Eder 2011, S. 180).

2.2 Nutzung von Emotionseffekten im Marketing

Im Marketing und der Werbung muss unterschieden werden zwischen:

- Emotionen werden gezeigt
- Produkte oder Dienstleistungen deren Verwendung/ Gebrauch Emotionen auslöst und
- Der Betrachter reagiert emotional auf das Marketing (Moser 2002, S. 158).

Im Folgenden soll sich mit dem dritten Punkt, dem Auslösen von Emotionen durch das Marketing, näher beschäftigt werden.

2.2.1 Auslösen von Emotionen

Emotionen können im Marketing auf unterschiedliche Art und Weise hervorgerufen werden. Grundsätzlich muss sich zuerst die Frage gestellt werden: Welche Emotion soll ausgelöst werden? Heiterkeit/ Freude, Ärger, Ekel, oder andere.

Diese Emotionen können über Bilder ausgelöst werden, dazu unterstützend wirken Musik ("passend" zur Emotion oder Jingles) (Brandstätter et al 2013, S. 147; Moser 2002, S. 159), der stimmliche Ausdruck des Sprechers (Brandstätter et al 2013, S. 153) und auch die Mimik und das Körperverhalten bei den Darstellern (Moser 2002, S. 158).

Moser (2002, S.159) unterscheidet vier Ansatzpunkte welche Emotionalität in der Werbung auslösen können:

- Emotionen entstehen als unmittelbare affektive Reaktionen auf Reize
- Eine (positive) affektive Reaktion entsteht auf Grund eines Bekanntheitsgefühls
- Eine affektive Reaktion entsteht auf Grund einer bestimmten Assoziation dazu
- "Erzählen von Geschichten"

2.2.2 "IKEA" ein Beispiel zum Nutzen von Emotionen im Marketing

An folgendem Beispiel sollen emotionale Effekte im Marketing kurz erläutert werden:

IKEA Werbung - die machen Schaffelle aus Plastikflaschen WERBUNG 2021 - YouTube

Diese Abbildung wurde aus urheberrechtlichen Gründen von der Redaktion entfernt.

In diesem Spot soll humorvoll auf die schonende Nutzung von Ressourcen und dem Umsetzen von neuen Ideen hingewiesen werden.

Im vorangegangenen Kapitel wurde darauf hingewiesen, dass Emotionen durch das "Erzählen einer Geschichte" hervorgerufen werden können. Dies findet hier seine Anwendung. Es wird mit Assoziationen gespielt. Die Schauspielerin erzählt von Schaffellen aus Plastikflaschen und nachfolgend werden Schafe mit "Plastikflaschen-Fell" gezeigt, welche dann auch noch geschoren werden. Der Schauspieler zeigt über seine Mimik Ungläubigkeit und Erstaunen. Bei den Konsumenten wird dadurch Heiterkeit ausgelöst. Die Person damit in eine positive Grundstimmung versetzt.

Ikea bietet dem Kunden verschiedenen Arten von Freude an. Demirbilek und Sener (2003) unterscheiden dabei physiologische, soziale, psychologische und ideologische Freude. In diesem Spot wird vorrangig die soziale und ideologische Freude ausgelöst. Soziale Freude entsteht durch die Möglichkeit der Kommunikation und sozialer Interaktion. Die Person kann über das außergewöhnliche Fell ins Gespräch mit anderen kommen. Ideologische Freude entsteht durch die Werte, welche mit dem Produkt assoziiert werden. Dies ist an dieser Stelle Nachhaltigkeit und Ressourcenschonung.

Brandstätter et al (2013, S.226) gehen davon aus: " (…), dass der Erfolg eines Produktes umso größer ist, je weniger negative Emotionen dadurch entstehen und je mehr verschiedene "Freude- Aspekte" erfüllt sind". Damit löst dieser Spot gar keine negativen Emotionen aus, sondern ausschließlich positive. Es werden mindestens zwei der vier "Freude- Aspekten" angesprochen.

Weiter oben wurde dargestellt, dass "Außergewöhnliches" besser im Gedächtnis gespeichert und wieder abgerufen kann. In diesem IKEA- Spot wird damit das "Außergewöhnliche" (Die Plastikflaschen- Fell- Schafe) an eine positive Emotion gekoppelt und somit tiefer im Gedächtnis des Konsumenten verankert. Hinzu kommt der beworbene Nachhaltigkeitseffekt, welcher in den letzten Jahren zunehmend an Bedeutung gewonnen hat, besonders in der Generation Y.

Die eingesetzte Musik unterstützt und untermalt den Spot und der Sprecher bzw. Erzähler wird durch den "typischen" schwedischen Akzent "wiedererkannt".

2.3 Social- Media- Kanäle

"Unter dem Begriff soziale Medien werden Online- Medien und- Technologien subsummiert, die es den Internet- Nutzern ermöglichen, einen Informationsaustausch und eine Zusammenarbeit online zu erreichen (…)" (Kreutzer 2021, S. 1).

Social- Media- Kanäle erreichen vor allem ein junges Publikum, welches kaum noch auf die klassischen Medien zurückgreift. Die Reichweite von Social- Media ist im Gegensatz zu ,beispielsweise Printmedien, um ein Vielfaches höher.

2.3.1 Social- Media und Influencer als "Botschafter"

Über solche Kanäle lassen sich auf kurzen Wegen Konsumenten erreichen und "beeinflussen". Dadurch lässt sich beispielsweise die Bekanntheit einer Marke steigern. Dies kann auch über Produktempfehlungen durch Influencer geschehen. Hierbei handelt es sich um klassisches Empfehlungsmarketing (Referenzmarketing). Das Influencer- Marketing muss zielgerichtet geplant werden, um bestmögliche Ergebnisse zu erlangen. Es ist von Vorteil für Unternehmen langfristige Beziehungen zu relevanten Influencern aufzubauen. Ein großer positiver Effekt eines solchen Marketings ist: " (…), dass nicht das Unternehmen, sondern der Influencer Absender einer Werbebotschaft ist" (Deges 2018, S. 35). Der Influencer fungiert dann als Mittler. Demzufolge nimmt der Konsument bzw. die Community die "Werbung" nicht als solche an, sondern als eine Empfehlung eines unbeteiligten Dritten. Eine solche virale Mundpropaganda führt zu einem schnellen und kosteneffizienten Auf- sowie Ausbaus der Bekanntheit eines Unternehmens und seines Produktes. Im Falle einer Empfehlung über Influencer bekommt das Unternehmen kein direktes Feedback vom Konsumenten. Die Rückmeldung erfolgt durch den Mittler, d.h. den Influencer.

2.3.2 Vorteile von Social- Media- Marketing in Unternehmen

Erstellt das Unternehmen eigene Inhalte für die sozialen Medien, erreicht es eine direkte Kommunikation mit dem Käufer. Diese direkte Kommunikation ermöglicht es, Kunden beispielsweise in Kreativ- und Bewertungsprozesse mit einzubinden oder für Angebote zu begeistern (Kreutzer 2021, S. 5). Mit einer parallelen werblichen Ansprache kann das Marketing optimiert werden.

Der "gute Ruf" bzw. die Reputation eines Unternehmens kann durch wiederkehrende Maßnahmen aufgebaut und verbessert werden. Weiter oben wurde schon auf die geringen Kosten eines solchen Marketings hingewiesen. Weitere Vorteile sind eine leichte Bedienbarkeit und der einfache Upload von Inhalten. Mit Marketing auf Social- Media- Kanälen kann ein Unternehmen auf kurzen Wegen dem Konsumenten oder der Community zum Beispiel Einladungen zu Events zukommen lassen, Meinungsäußerungen zu Produkten oder Dienstleistungen einholen, Rabatte gewähren oder über die Eröffnung neuer Verkaufsräume informieren.

Grundsätzlich sind Social- Media- Kanäle Orte der Kommunikation. Diese Kommunikation findet zwischen Privatpersonen untereinander oder zwischen Privatpersonen und Unternehmen statt. Die Kommunikation auf Instagram & Co ist immer eine Echtzeit- Kommunikation. Demzufolge ist der Informationsaustausch im Gegensatz zu linearer Kommunikation (Anzeige) viel höher. Durch die Möglichkeit der Nutzer, Inhalte mit anderen zu teilen (Multiplikatoren), werden mehr Kunden erreicht und angesprochen.

Es kann gesagt werden, dass Unternehmen ihre Reichweite mit dem Marketing in den sozialen Medien ausbauen und erweitern können. Durch den direkten Dialog mit den Konsumenten kann ein positives Markenimage, Loyalität gegenüber der Marke und Kundenbindung aufgebaut werden (Steen & Terstiege 2020, S.188).

Durch diese verschiedenen weit gefächerten Möglichkeiten, Menschen einzubinden, ergeben sich vielfältige Optionen Kunden auch emotional anzusprechen.

Aufgabe 3

3.1 Motivation

Was ist Motivation? Sowohl im Alltag als auch in der Fachliteratur finden sich verschiedene Blickwinkel, sich der Motivation anzunähern.

Im Gabler Wirtschaftslexikon findet sich als Definition: "Zustand einer Person, der sie dazu veranlasst, eine bestimmte Handlungsalternative auszuwählen, um ein bestimmtes Ergebnis zu erreichen und der dafür sorgt, dass diese Person ihr Verhalten hinsichtlich Richtung und Intensität beibehält" (Motivation • Definition | Gabler Wirtschaftslexikon).

Rheinberg und Vollmeyer beschreiben prägnant, dass es bei der Motivation darum geht:" (...), dass jemand (1.) ein Ziel hat, (2.) sich anstrengt und (3.) ablenkungsfrei bei der Sache bleibt" (Rheinberg & Vollmeyer 2012, S.14).

Rheinberg definiert Motivation als die "aktivierende Ausrichtung des momentanen Lebensvollzugs auf einen positiv bewerteten Zielzustand" (Rheinberg 2004, S.17).

Grundsätzlich wird oftmals davon ausgegangen, dass die Motivation einer Person darauf ausgerichtet ist, einen nach Rheinberg und Vollmeyer "positiv bewerteten Zielzustand" zu erreichen (Annäherung). Dabei soll nicht außer Acht gelassen werden, dass sich eine meidende Motivation finden lassen kann, d.h. die Person entfernt sich oder flieht vor einem Zustand (Vermeidung).

3.1.1 Motivationstheorien

Motivation kann grob unterteilt werden in Verhalten, welches eher antreibt oder anzieht. Das antreibende Verhalten beruht weitestgehend auf Trieben oder Instinkten, dazu gehören beispielsweise Hunger, Durst oder der Sexualtrieb. Dieses Verhalten kann in der Regel gut beobachtet und ausgewertet werden.

Wird die "anziehende" Motivation näher betrachtet, muss in der Regel die Zielausrichtung/ der Zielzustand der Person gefunden werden, welche die Person "anzieht". Lernt die Person beispielsweise Spanisch, um sich auf eine Prüfung vorzubereiten und diese bestmöglich zu bestehen oder plant die Person einen längeren Aufenthalt in einem spanischsprachigen Land und möchte gute Kenntnisse in der Landessprache zum Zwecke der besseren Verständigung haben?

Laut Meyers finden sich vier Perspektiven mit denen motiviertes Verhalten betrachtet werden kann:

- Die Instinkttheorie, welche sich mit genetisch vorbestimmen Verhalten beschäftigt
- Die Triebtheorie, welche die Interaktion von inneren Trieben und äußeren Zwängen beobachtet
- Die Erregungstheorie, welche den Drang nach einem optimalen Stimulierungsgrad untersucht und
- Die Bedürfnistheorie nach Maslow, welche zu klären versucht, warum manche Motive drängender und wichtiger sind als andere (Meyers 2014, S. 439).

Rothermund und Eder sprechen von "zwei unterschiedlichen Steuerungssystemen des menschlichen Verhaltens". Zum einen die klassische Motiv- Psychologie, welche sich mit Macht (Machtmotiv), Leistung (Leistungsmotiv) und Anschluss (Anschlussmotiv) als Ursprung von Motivation beschäftigt. Zum anderen sollen mit den Theorien der Handlungsregulation konkrete Ziele, Selbstdefinitionen und Absichten untersucht werden (Rothermund & Eder 2011, S. 155).

3.1.2 Motive

Werden die Motive hinter der Motivation betrachtet, finden sich implizite Motive, welche:" (…) von antizipierten Affektwechseln Verhalten ohne notwendige Beteiligung des Bewusstseins" beeinflussen können (Schmalt & Langens 2009, S. 102), sowie explizite Motive, die gekennzeichnet sind durch ein bewusstes Selbstkonzept, welches das Verhalten steuert.

Werden implizite und explizite Motive einander gegenübergestellt, ergibt sich folgendes Bild:

Implizite Motive	Explizite Motive
Regulieren Verhalten durch Antizipation von Affektwechseln	Regulieren Verhalten durch das Streben nach Selbstkonsistenz und positivem Selbstwertgefühl
unbewusst	Bewusst zugänglich
Energetisieren Verhalten Richten Aufmerksamkeit aus Fördern Lernprozesse	Bedingen Wahlen zwischen kognitiv bewertbaren Handlungsalternativen
Sprechen vorwiegend auf Tätigkeitsreize an	Sprechen vorwiegend auf Ergebnisanreize an
Äußern sich als Wünsche	Äußern sich in gesetzten Zielen und als Pflichten
Frustration kann explizite Bedürfnisse hervorrufen	Können implizite Motive kanalisieren
Entwickeln sich in der frühen Kindheit durch affektive Lernerfahrungen	Entwickeln sich mit der Formation des Selbstkonzepts

Tabelle 1: eigene Darstellung nach Schmalt und Langens 2009

Das heißt: implizite Motive leiten den Menschen, ohne das bewusst darüber nachgedacht wird. Diese Motive sind verhaltensnah. Explizite Motive hingegen werden durch Ergebnisreize angeregt. Das Ziel ist wichtiger als der Weg dahin. Explizite Motive stehen in engem Zusammenhang mit dem eigenen Selbstkonzept einer Person.

Implizite und explizite Motive können zusammen auftreten oder sich gegenseitig bedingen.

Des Weiteren wird in der Motivationspsychologie zwischen intrinsischer (von innen kommend, aus eigenem Antrieb) und extrinsischer (von außen kommend) Motivation unterschieden. Im folgenden Kapitel soll näher darauf eingegangen werden.

3.1.3 Intrinsische und extrinsische Motivation

Extrinsische Motivation

Von einer extrinsischen, also von außen kommenden, Motivation wird gesprochen, wenn das Verhalten aus der Wirkung vom Ergebnissen außerhalb des Verhaltens selbst oder der Erwartung dieser Wirkung stammt. Es wird entweder von positiven (Verstärkung) oder negativen (Bestrafung) Anreizen bezüglich der Ergebnisse gesprochen. Extrinsisches Verhalten wird also instrumentell (durch Anreize) hervorgerufen, um ein bestimmtes Ergebnis zu erreichen (oder zu vermeiden). Fallen äußeren Anreize, wie materielle Belohnung, Bestrafung, soziale Bewertung oder Überwachung weg, erlischt auch die extrinsische Motivation.

In Kapitel 3.1.1 wurde über die "anziehenden" Motive gesprochen. Extrinsische Motivation "zieht" den Menschen über das Verhalten. Durch die Erwartungshaltung gegenüber den Konsequenzen und Anreizen, gelingt es trotzt Motivationslosigkeit, die gestellte Aufgabe zu erfüllen. Es wird hier auch vom "Pull- Effekt" gesprochen (Intrinsische Motivation und extrinsische Motivation – WPGS).

Im Rahmen der Arbeitspsychologie wird extrinsische Motivation oftmals eingesetzt, um die Leistung der Mitarbeiter zu erhöhen. Die größtmöglichen Erfolge von solchen Anreizen wurden bei strukturierten Arbeiten, welche wenig Selbständigkeit erfordern, erreicht.

Extrinsische Motive lassen sich den Erwartungen- X- Wert- Modellen der Motivation zuordnen. In diesen wird dem Menschen eine Zweckrationalität unterstellt. Sprich: Handlungen werden ausgeführt und bestimmtes Verhalten an den Tag gelegt, weil das Ergebnis einen hohen Wert für die Person hat und das Ergebnis mit hoher Wahrscheinlichkeit erreicht werden kann.

Intrinsische Motivation

Von intrinsischer Motivation hingegen wird gesprochen, wenn die Motivation innenliegend ist. Das heißt es geht um das Erleben des Verhaltens, den Vollzug der Tätigkeit. "Die Tätigkeit wird um ihrer selbst Willen ausgeführt" (Brandstätter et al 2013, S. 91).

Diese Feststellungen können gut an dem Beispiel zweier Sportler verdeutlicht werden. Der eine Sportler trainiert seine Fähigkeiten, weil er Spaß an seiner gewählten Disziplin hat. Er führt gerne die Bewegung aus. Es geht um die Sache/ den Sport an sich. Der Weg ist also das Ziel. Der andere Sportler trainiert, um einen Wettkampf zu gewinnen.

Laut Deci und Ryan (2000) gibt es drei Basisbedürfnisse, deren Befriedigung eine Voraussetzung für intrinsische Motivation ist.

- *Autonomie- Erleben*: der Mensch will sich selbst als Verursacher des eigenen Handelns erleben; in Übereinstimmung mit seinen Werten und Interessen über sich selbst bestimmen
- *Kompetenzerleben:* der Mensch möchte sich selbst als kompetent und effektiv bei der Verfolgung seiner Ziele erleben
- *Soziale Eingebundenheit:* meint das Bedürfnis, sich anderen Personen (oder Gruppen) zugehörig und verbunden zu fühlen (Familie, Freunde, Kollegen, Partner)

Des Weiteren kann intrinsische Motivation mit dem Konzept des Interesses in Verbindung gebracht werden. Es wird unterschieden in situatives (bezieht sich auf einen Erlebniszustand) und individuelles (bezieht sich auf ein Objekt/ einen Gegenstandsbereich) Interesse.

Über die Intrinsische Motivation kann es zu einem Flow- Erleben kommen. Hier üben Menschen schwierige, zeitraubende, stellenweise gefährliche Aktivitäten aus, ohne erwartete Belohnung (oder Bestrafung). Flow- Erleben bezeichnet das Erleben von Tätigkeiten störungsfrei und "im Fluss". Das "Flow"- Konstrukt zeichnet sich durch vier Merkmale aus:

1. Tiefes Involviertsein in einer Handlung
2. Bewusstsein und Handlung verschmelzen
3. Gefühl starker Kontrolle und
4. Verzerrte Zeitwahrnehmung

(Brandstätter et al 2013, S. 97)

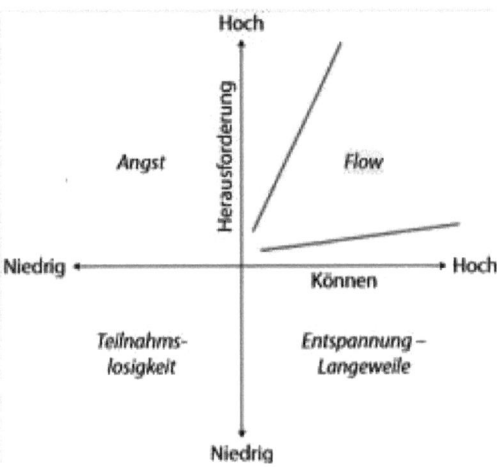

Abb.2: Flow nach Csikszentmihalyi & Jackson (2000), S.45

3.2 Variable Vergütungssysteme in Unternehmen

Variable Vergütungssysteme sind mittlerweile in gut 60% der deutschen Unternehmen zu finden. In der Regel greifen eher größere und große Betriebe darauf zurück als kleine (Monitor – Variable Vergütungssysteme (bmas.de)).

Oftmals finden sich als variable Vergütung Boni, Prämien oder Provisionen. In der Regel sind diese leistungs- oder erfolgsorientiert. Das heißt in einer entsprechenden Zielvereinbarung mit dem Mitarbeiter werden diese festgesetzt. Wann und unter welchen Umständen wird wieviel gezahlt.

In variablen Vergütungssystemen müssen vorab Bewertungsmaßstäbe festgelegt werden. Dazu gehört es Referenzjobs zu identifizieren und zu beschreiben, zu erbringende Leistungen sind zu definieren und auch das Unternehmensergebnis bzw. die Erreichung der unternehmerischen Ziele müssen abgebildet werden. Es finden sich auch Formen der variablen Vergütung, welche sich am Unternehmenserfolg und dem Geschäftsergebnis orientieren. Der Grundgedanke hierbei ist eine Transparenz, an der sich alle Beteiligten orientieren können und sollen. Bei der Entwicklung dieser Maßnahmen ist zu beachten, dass diese Maßnahmen von einem Projektteam entworfen werden, in dem mindestens eine Führungskraft, einige Mitarbeiter und der Betriebsrat beteiligt sind.(Weißenrieder 2019, S. 30).

Grundsätzlich ist es auch möglich, bei Mehrarbeit ein System einzuführen und anzubieten, bei dem der Mitarbeiter die Wahl hat zwischen monetärer Vergütung oder Freizeitausgleich. Dieser Freizeitausgleich kann in einem bestimmten Zeitrahmen genutzt oder angespart werden (für ein Sabbatical oder einen früheren "Renteneintritt"). In diesem Zusammenhang wird von einem Cafeteria- System gesprochen (Ulich 2011, S. 597).

Dazu gibt es noch verschiedene andere Anreize, welche den Mitarbeitern angeboten werden können, um die Motivation und die Leistung zu steigern. Dies können u.a. Diensthandy oder -Wagen sein, Teilnahme an Reisen, Aus- und Weiterbildungen oder aber die Möglichkeit des flexiblen Gestaltens der eigenen Arbeit inklusive der Arbeitszeit (Becker 2019, S. 132).

Deci & Ryan (1985) konnten in verschiedenen Untersuchungen nachweisen, dass intrinsische Motivation: " (…) durch extrinsische Belohnung untergraben oder sogar zerstört werden kann, dass also extrinsische Belohnung intrinsische Motivation korrumpiert" (von Rosenstiel et al 2005, S. 282).

Diskussion

Die oben ausgeführten Ideen sind nur ein Abriss aus den aktuellen Untersuchungen und Studien. Grundsätzlich ist deutlich gemacht worden, dass es verschiedene Möglichkeiten gibt, variable Vergütungssysteme in Unternehmen einzusetzen.

Eine intrinsische Motivation der Mitarbeiter ist der extrinsischen vorzuziehen. Da diese allerdings nicht immer gegeben ist, ist es unter Umständen hilfreich, extrinsische Motivation durch variable Vergütungssysteme zur Unterstützung hinzuzuziehen.

Dabei ist immer zu beachten, den Mitarbeiter individuell zu betrachten. Oftmals kann über Personen- oder teambezogene Zielvereinbarungen und Lob viel erreicht werden. Personen, welche gerade im Begriff sind ein Haus zu kaufen, sprechen situationsbedingt eher auf materielle Vergütung an. Mitarbeiter, welche einen langen Urlaub planen, eher auf eine "zeitliche Vergütung".

Bei einfachen gut strukturierten Aufgaben greift eine extrinsische Motivation besser. Sprich finanzieller Anreiz bei guter Leistungserbringung und Zielerfüllung.

An dieser Stelle soll betont werden, dass meist eine Kombination von intrinsischer und extrinsischer Motivation, die besten Ergebnisse bei den Mitarbeitern hervorruft.

Schlussendlich soll gesagt werden, dass es immer sinnvoll ist, betriebliche Anreizsysteme sorgfältig zu planen.

3.3 Fehlende intrinsische Motivation bei Mitarbeitern

Fehlende intrinsische Motivation bei Mitarbeitern, ist eine Herausforderung, welcher sich Führungskräfte immer wieder stellen müssen. Die Gründe für fehlende intrinsische Motivation sind vielfältig. Langweilige Routineaufgaben, welche wichtig sind, müssen ausgeführt werden. Autonomes Arbeiten ist oftmals erst ab einer bestimmten erreichten Position möglich. Tätigkeitsspezifische Kompetenzen müssen sich erst angeeignet werden oder es herrscht eine schlechte Feedbackkultur (vgl. Dazu Sass 2019, S. 60).

Um einer fehlenden intrinsischen Motivation bei Mitarbeitern entgegenzuwirken oder eine solche aufzubauen, stehen Führungskräften verschiedene Möglichkeiten offen/ zur Verfügung. Grundsätzlich ist es von immanenter Wichtigkeit dem Mitarbeiter die Wichtigkeit und Bedeutung sowie den Sinn seiner Arbeit zu verdeutlichen. Die Arbeit sollte abwechslungsreich sein. Des Weiteren ist es von hoher Wichtigkeit, dem Mitarbeiter einen angemessenen Freiraum bei der Gestaltung seiner Arbeit zu überlassen und zuzugestehen, z.B. die Autonomie selbst zu entscheiden. Zusätzlich soll die Qualität und Quantität der Arbeitsleistung erlebbar gemacht werden, beispielsweise durch Rückmeldung der Führungskraft (Feedback).

Um die Motivation der Mitarbeiter hochzuhalten und damit auch die intrinsische Motivation zu steigern, empfehlen Rosenstiel et al (2005) nach Auswertung umfangreicher Untersuchungen:

- Den Mitarbeitern eher schwierige Ziele zu setzen; diese führen zu besseren Leistungen als leichte
- Spezifische Ziele zu setzten, da diese zu besseren Ergebnissen führen als vage formulierte Ziele

- Rückmeldung an die Mitarbeiter zu geben bezüglich ihrer Arbeitsergebnisse (Feedback)
- Zielvereinbarungen setzen
- Die Ausdauer der Mitarbeiter zu stärken und geeignete Handlungsstrategien auszubilden (Rosenstiel et al, 2005, S. 284)

Zusammenfassend kann gesagt werden: eine Vermittlung von Ganzheitlichkeit, der Bedeutung der Aufgabe, Autonomie des Mitarbeiters bei der Aufgabenbewältigung sowie eine Rückmeldung zum Arbeitsverhalten durch die Führungskraft, kann die intrinsische Motivation von Mitarbeitern wieder herstellen und auch steigern.

4 Literatur- und Quellenverzeichnis

Antonovsky, A. (1979). *Health, stress and coping*. London

Antonovsky, A. (1987). *Unraveling the mystery of health*. London

Bandura, A., (1997), Self- Efficacy: The exercise of control, New York

Bandura, A., (2001), Social cognitive theory: An agentic perspective, Annual Review of Psychology, 52, S. 1- 26

Becker F. (2019) Anreize, die Mitarbeiter motivieren. In: Mitarbeiter wirksam motivieren. Springer, Berlin, Heidelberg. https://doi.org/10.1007/978-3-662-57838-4_15

Bower, G.H., (1981), Mood an memory, American Psychologist, 36, S. 129-148

Brandstätter, V., Schüler, J., Puca, R. M., Lozo, L., (2013), Motivation und Emotion, allgemeine Psychologie für Bachelor, Berlin

Deci, E.L., Ryan, R. M., (1985), Intristic motivation and self- determination in human behavior, New York: Plenum

Deci, E.L., Ryan, R.M., (2000), The "what" and "why" of goal pursuits: Human the self-determination of behavior. Psychological Inquiry, 11, S. 227-268

Deges F. (2018) Influencer Marketing als Baustein der Social-Media-Strategie. In: Quick Guide Influencer Marketing. Quick Guide. Springer Gabler, Wiesbaden. https://doi.org/10.1007/978-3-658-22163-8_3

Demirbilek, O., Sener, B., (2003), Product Design, sementics and emotional respons, Ergonomics, 46 (13/14), S. 1346- 1360

Egger J. (2015) Selbstwirksamkeit. In: Integrative Verhaltenstherapie und psychotherapeutische Medizin. Integrative Modelle in Psychotherapie, Supervision und Beratung. Springer, Wiesbaden. https://doi.org/10.1007/978-3-658-06803-5_12

Faltermaier, T., (2005), Gesundheitspsychologie, Stuttgart

Fridlund, A.J., Russell, J.A., (2006), The functions of facial expressions: What's in the face?, In V. Manusov & M.L. Patterson (Eds.), The Sage handbook of nonnverbal communication, S. 299- 319, Thousand Oaks

Gooden, D.R., Baddeley, A.D., (1975), Context- dependent memory in two natural environments: On land and under water, British Journal of Psychology, 66, S. 325-331

Isen, A.M., (2000), Positive affect and decision making, In M. Lewis & J. Haviland- Jones (Eds.) Handbook of Emotions, S. 417- 435, New York

Jerusalem, M., (2018), Selbstwirksamkeit, In Kohlmann, C- W., Wirtz, M. A. (Hrsg), Psychologie in der Gesundheitsförderung, Bern

Keltner, D., Haidt, J., (1999), Social functions of emotions at four levels of analysis, Cognition and Emotion, 13, S. 505- 521

Kohlmann, C.-W., (2003), Gesundheitsrelevante Persönlichkeitsmerkmale, In Jerusalem, M., Weber, H. (Hrsg.), Psychologische Gesundheitsförderung, Göttingen

Kraut, R.E., Johnston, R.E., (1979), Social and emotional massages of smiling: An ethological approach, Journal of Personalty an Social Psychology, 27, S 1539- 1553

Kreutzer R.T. (2021) Social Media und Social-Media-Marketing. In: Social-Media-Marketing kompakt. Springer Gabler, Wiesbaden. https://doi.org/10.1007/978-3-658-33866-4_1

LaFrance, M., Hecht, M.A., Paluck, E.L., (2003), The contingent smile: A meta analysis of sex differences in smiling. Psychological Bulletin, 129, S. 305- 334

Mesqita, B., Frijda, N., (1992), Cultural variations in emotions: A review. Psychological Bulletin, 112, S. 179- 204

Meyers, D. G., (2014), Psychologie, 3. Auflage, Heidelberg

Moser, K., 2002, Markt- und Werbepsychologie, Ein Lehrbuch, Göttingen

Rejeski, W.J., Kenney, E.A., (1988), Fitness motivation. Champaign, IL: Human Kinetics

Renner, B., Weber, H., (2003), Gesundheitsbezogenen Ziele und Erwartungen, In Jerusalem, M., Weber, H. (Hrsg.) Psychologische Gesundheitsförderung, Göttingen

Rheinberg, F., (2004), Motivationsdiagnostik, Göttingen

Rheinberg, F., Vollmeyer, R., (2012), Motivation, 8., aktualisierte Auflage, Grundriss der Psychologie, Band 6, Stuttgart

Rothermund, K., Eder, A., (2011), Motivation und Emotion, Lehrbuch, Wiesbaden

Sass E. (2019) Gestaltung des Arbeitsinhaltes. In: Mitarbeitermotivation, Mitarbeiterbindung. Springer Gabler, Wiesbaden. https://doi.org/10.1007/978-3-658-24649-5_6

Scheier, M.F., Carver, C.S. (1992), Effects of optimism on psychological and physical well-being, Theoretical overview and empirical update. Cognitive Therapy and Research, 16, S. 201-228

Schmalt, H.-D., Langens, T. A., (2009), Motivation, 4., vollständig überarbeitete und erweiterte Auflage, Stuttgart

Schneider, W. Gesundheitsverhalten und präventive Interventionen. *Psychotherapeut* **51**, 421–432 (2006). https://doi.org/10.1007/s00278-006-0513-y

Steen J., Terstiege M. (2020) Die Bedeutung von Social Media für das digitale Marketing am Beispiel Facebook. In: Terstiege M. (eds) Digitales Marketing – Erfolgsmodelle aus der Praxis. Springer Gabler, Wiesbaden. https://doi.org/10.1007/978-3-658-26195-5_11

Ulich, D., Mayring, Ph., (2003), Psychologie der Emotionen, 2., überarbeitete und erweiterte Auflage, Stuttgart

Ulich, E., (2011), Arbeitspsychologie, 7., neu überarbeitete und erweiterte Auflage, Zürich

Von Rosenstiel,L., Molt, W., Rüttinger, B., (2005), Oraganisationspsychologie, 9., vollständig überarbeitete und erweiterte Auflage, Stuttgart

Weber, H., (1994), Veränderung gesundheitsbezogener Kognition, In Schwenkmezger, P., Schmidt, L.R. (Hrsg.), Lehrbuch der Gesundheitspsychologie, Stuttgart

Weber, H. (2005) Persönlichkeit und Gesundheit. In: Schwarzer R (Hrsg) Enzyklopädie der Psychologie. Gesundheitspsychologie 1. Hogrefe, Göttingen, S 130–144

Weißenrieder J. (2019) Die Elemente nachhaltiger Vergütungssysteme. In: Weißenrieder J. (eds) Nachhaltiges Leistungs- und Vergütungsmanagement. Springer Gabler, Wiesbaden. https://doi.org/10.1007/978-3-658-25967-9_2

Internetquellen

Monitor – Variable Vergütungssysteme (bmas.de) (zuletzt geöffnet am 14.01.2022)

Motivation • Definition | Gabler Wirtschaftslexikon (zuletzt geöffnet am 12.01.22)

Intrinsische Motivation und extrinsische Motivation – WPGS (zuletzt geöffnet am 13.01.2022)

IKEA Werbung - die machen Schaffelle aus Plastikflaschen WERBUNG 2021 - YouTube

5 Abbildungsverzeichnis

6 Tabellenverzeichnis

BEI GRIN MACHT SICH IHR WISSEN BEZAHLT

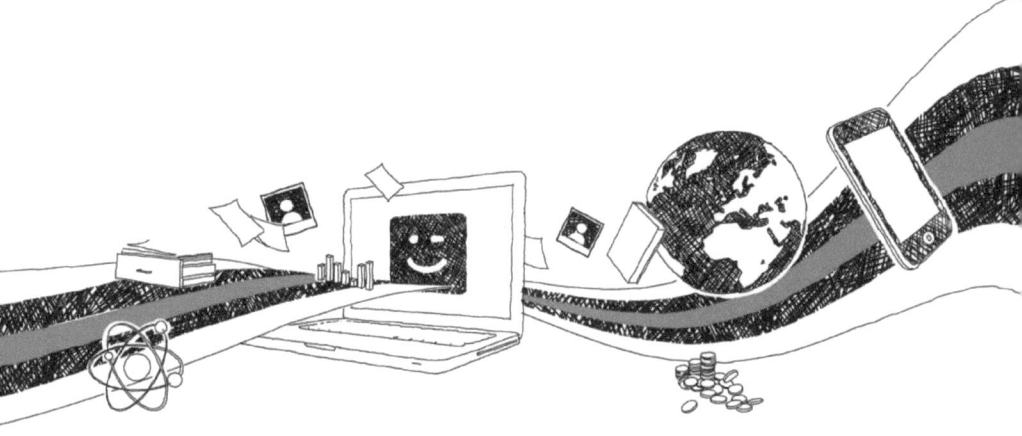

- Wir veröffentlichen Ihre Hausarbeit,
  Bachelor- und Masterarbeit

- Ihr eigenes eBook und Buch -
  weltweit in allen wichtigen Shops

- Verdienen Sie an jedem Verkauf

Jetzt bei www.GRIN.com hochladen und kostenlos publizieren

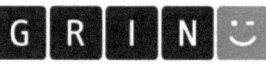